BIBLIOTHÈQUE DE LA FAMILLE

SOUS LA DIRECTION DE M. L'ABBÉ ORSE.

DÉLIVRANCE DE PARIS

ET

DÉVOUEMENT DE DUCATEL

POÉSIE

Par M. Clément DROUAULT

PRIX : 1 fr.

EN FAVEUR DE L'ŒUVRE DES AMPUTÉS DE LA GUERRE

PARIS

IMPRIMERIE ADRIEN LE CLERE

RUE CASSETTE, 29.

—

1871

A Monsieur l'Abbé Faure

hommage respectueux

C. Brouardel

DÉLIVRANCE DE PARIS

ET

DÉVOUEMENT DE DUCATEL

POÉSIE

Par M. Clément DROUAULT

PRIX : 1 fr.

EN FAVEUR DE L'ŒUVRE DES AMPUTÉS DE LA GUERRE

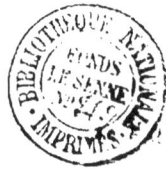

PARIS

IMPRIMERIE ADRIEN LE CLERE
RUE CASSETTE, 29.

1871

M. L'ABBÉ ORSE

Directeur de la *Bibliothèque de la Famille*, a reçu de Rome la lettre suivante :

En envoyant au Souverain Pontife Pie IX vos lettres qui respirent la piété filiale et le dévouement envers Sa Sainteté, vous lui avez offert plusieurs volumes de la *Bibliothèque de la Famille*. Le Saint-Père a reconnu le zèle actif que vous apportez à la publication des bons livres principalement destinés à la Jeunesse Chrétienne, zèle approuvé comme il convient par l'autorité ecclésiastique. Mais Sa Sainteté, absorbée sans relâche par les affaires, n'a pas encore pu en prendre connaissance. Cependant le Saint-Père m'a ordonné de vous répondre et de vous remercier de l'hommage que vous lui avez fait de ces mêmes livres. Plein de bienveillance pour vous, le Souverain Pontife joint à ses remercîments la bénédiction apostolique, qu'il vous accorde avec toute l'effusion de son cœur paternel, comme gage de bonheur spirituel et temporel.

En accomplissant les ordres de Sa Sainteté, je saisis avec plaisir cette occasion de vous exprimer mon respect, et je prie instamment le Seigneur de vous accorder toute sorte de prospérités.

Votre très-humble, etc.

Signé : DOMINIQUE FIORAMONTI,
Secrétaire de Notre Saint-Père, pour les lettres latines.

Donné à Rome, le 4 novembre 1857.

DÉLIVRANCE DE PARIS

DÉVOUEMENT DE DUCATEL

Après tant de revers, de sang et de ruines,
Si l'espoir luit encore au fond de nos poitrines,
Si la flamme n'a pas dévoré tout vivants
Des milliers de vieillards, de femmes et d'enfants,
Si ce crime sans nom dans une horreur profonde
Jusqu'à la fin des temps n'a pas jeté le monde,
D'un stigmate éternel souillé le nom français,
A qui le devons-nous? — A qui? Je ne le sais,
Serait-il donc un homme auquel notre patrie
De tant de coups sanglants encor toute meurtrie,
Dans cette lutte impie a dû de ne pas voir
Le meurtre de Paris combler son désespoir?
— Hélas, vous l'avez dit, il est un homme en France
A qui la grande ville a dû sa délivrance.
— Hé quoi, sur tous les murs son nom n'est pas inscrit?
Notre libérateur est-il déjà proscrit?

La Commune, échappée aux soldats de Versailles.
Les a-t-elle soudain chassés de ses murailles,
Et le dernier succès de Ranc et de Lokroy
A-t-il ressuscité l'ombre du peuple-roi?
— Non, tout dort pour longtemps dans le palais des seize;
Hommes du dix-huit mars et de quatre-vingt-treize
Sommeillent lourdement sous les pompeux lambris
Dont leur main a sur eux entassé les débris :
Dieu leur a fait justice en condamnant leurs ombres
A trôner chaque nuit sur d'immenses décombres.
Ils ne proscrivent plus. Ainsi de ce retard
Le motif est partout et dès lors nulle part :
Paris vit, tout est bien. Eh, quelle récompense
Égale le bonheur du citoyen qui pense
Qu'après Dieu c'est à lui qu'est dû ce grand bienfait?
Du moins qu'il soit permis de raconter le fait.

Je déplorais ainsi l'oubli, l'ingratitude
Dont les hommes, hélas, ont un peu l'habitude,
Quand j'appris qu'un journal, en faveur du héros,
Avait derrière un chiffre alligné cinq zéros.
C'est fort bien fait à lui. Non, la reconnaissance
Ne perd jamais ses droits dans le pays de France.
Paris a tant souffert! Il avait oublié
Qu'il est un nom auquel son destin est lié.

Un peuple n'apprend pas toujours à l'heure dite
A qui de son salut appartient le mérite ;
Il faut le temps pour tout. Sur ce de mon discours
Permettez, cher lecteur, que je suive le cours.

Confiant sa fortune aux chances des batailles,
La Commune avait pris le chemin de Versailles.
Le laboureur surpris, en traçant son sillon,
De loin voit accourir le vivant tourbillon
Que surmonte un drapeau symbole de carnage,
Il frémit à sa vue, il pousse un cri de rage :
« Adieu donc, ma maison ; la guerre est de retour ;
Des Français maintenant me chassent à leur tour.
Du moins les Prussiens ne vinrent qu'en automne ! »
A peine avait-il dit, déjà le bronze tonne.
Contre les fédérés qui le croyaient pour eux,
Le Mont-Valérien lance ses premiers feux.
Le désordre se met dans l'épaisse cohorte
Que la poussière aveugle et que la peur emporte.
Elle se croit trahie et revient à Maillot
En menaçant son chef de le mettre à Chaillot.

Loin de moi toutefois l'injuste raillerie.
Non, ces gens égarés, sorte de Jacquerie,

Dans leurs rangs cependant n'ont pas que des bourreaux,
Et plusieurs sont de ceux dont on fait les héros.
Ils aiment leur pays, j'en atteste les larmes
Qu'arrachait de leurs yeux l'insuccès de nos armes.
D'un funeste mépris qui donc a profité?
Le nouvel ennemi de la société,
L'Internationale, avec son regard louche
Qui sans cesse dément tout ce que dit sa bouche.
La voyez-vous, au nom de la fraternité,
Détruire la patrie et la propriété,
Et de tous les États rassemblés sous son aile
Créer la république unique, universelle?
Latins, Slaves, Teutons, Germains, Bretons, Gaulois,
Tous ces peuples en vain divisés par les lois,
Par la langue, les mœurs, le génie et la race,
Les dieux, les monts, les mers, le climat et l'espace,
Il faut que, reniant leur personnalité,
Ils tombent dans le sein de la communauté;
Ainsi l'a décidé cette secte infernale
Qui devrait s'appeler l'antinationale.
Voilà ce qu'elle veut, voyons ce qu'elle a fait.
Chacun de ses moments marque un nouveau forfait.
Devant Paris la Prusse avait formé ses lignes
Et creusé ses abris dans nos champs et nos vignes;
Tout montre aux cœurs français la patrie en danger.
Alors par ses complots elle sert l'étranger,

Souffle partout le feu de la guerre civile,
Soulève les faubourgs contre l'hôtel de ville,
Et, sacrifiant tout à ses secrets desseins,
Sur la cité déjà lance ses assassins.
Et quand de nos canons le funèbre silence
Dans nos cœurs attristés eut éteint l'espérance,
Que, parqué dans nos murs, le barbare du Mein
De son camp en silence eut repris le chemin,
D'Hébert et de Marat sa main saisit l'enseigne
Et par un double meurtre inaugure son règne.
Malheur à qui devant le sanglant oripeau
Sur sa tête en passant conserve son chapeau !
Il devient le héros d'une lugubre scène
Qui naît à la Bastille et finit à la Seine ;
Son cadavre à la Morgue est par l'onde apporté,
Tandis que sur le tout plane la liberté.
Alors, on s'en souvient, au pied de la colonne.....
— Un bijou, celle-là, qu'on aime, qu'on couronne ;
Salut, bronze sacré fait de cercles de fer
Comme ceux qu'a décrits le chantre de l'Enfer. —
Mais, disais-je, dès lors au pied de la colonne
Commence un défilé qui roule, qui bouillonne
Comme ces flots sans fin que poussent d'autres flots.
Là ce sont des soldats, ici des matelots,
Des pompiers, des chasseurs, gens de diverses armes,
Un peu de tout enfin, excepté des gendarmes ;

Traîtres qui sans vergogne ont quitté le drapeau
Et qui pour trente sols vendent leur chassepot.
Mais c'est par-dessus tout, pour peu qu'il m'en souvienne,
De nos plus hauts quartiers la garde citoyenne;
Si l'on peut appeler de ce nom vénéré
Un corps contre l'État sans cesse conjuré.

L'Internationale avec un doux sourire
Écoute les clameurs de ce peuple en délire.
Comme le laboureur qui compte les épis,
Son œil avec amour calcule les képis.
Tel encor au début des poëmes antiques
L'auteur fait défiler les guerriers héroïques
Dont les hauts faits bientôt vont charmer nos regards;
Rien ne manque à l'appel, chefs, soldats, étendards.
Là c'est Achille, Ajax, le vaillant Diomède;
Ici c'est Godefroi, Renaud, Raimond, Tancrède,
Partant pour conquérir le sépulcre divin.
Assise à l'entresol d'un gros marchand de vin,
Plus rouge qu'un homard, espèce de silène
Descendu des coteaux de Rueil et de Surène,
La dame aux cent couleurs agite son mouchoir
Tout humide des pleurs que ses yeux laissent choir.
Que vous dirai-je enfin, après quatre semaines
L'affaire étant encore à ses prolégomènes,

La foule, les fanons, les clairons, les tambours
Toujours comme un torrent descendant les faubourgs,
La déesse se lève, et, mettant son binocle,
Par une étroite échelle escalade le socle :

C'est assez, mes amis, dit-elle, oh ! bien assez !
Trompettes, taisez-vous, et vous, fifres, cessez.
C'est fort bien d'acclamer ici la république,
De faire un speech, et puis de dire, « Allez musique ! »
Mais le bien devient mal, s'il est trop répété ;
L'ennui naquit un jour de l'uniformité.
Trop parler, voyez-vous, échauffe les entrailles ;
Il nous faut maintenant aller boire à Versailles
Et faire une visite à ce gouvernement
Qui loin de nous, hélas ! se tient honteusement ;
La Commune le veut. — Mais vous disiez, Madame,
Que l'on doit s'entr'aimer, que la guerre est infâme...
— Oui, la guerre est infâme, infâme entre ennemis ;
Entre citoyens, non ! En avant ! mes amis. —
Elle vole à ces mots : Issy, Vanves, Montrouge,
Sa main sur vos remparts plante le drapeau rouge.
Murs sacrés, ô vous qui cent soixante-cinq nuits
A de Molkte étonné causâtes tant d'ennuis,
Vous dont la grande voix dans l'âme de la France
Soutint pendant six mois la vie et l'espérance,

Par un cruel destin il faut que nos boulets
Sur vos flancs déchirés lancent leurs camouflets.
De ces aventuriers, de ces âmes flétries,
De ces vils renégats de toutes les patries.
Gens de sac et de corde et de mauvais aloi
Dont par un sort fatal vous subissez la loi,
De tout ce peuple enfin pour laver les stigmates
Il faut que nos obus percent vos casemates,
Et que sous vos débris leur sinistre lambeau
Ait une fois au moins un glorieux tombeau.
Eh bien donc, en avant! puisque la vieille folle
Qui commande ces fous a dit cette parole.
En avant, en avant! puisqu'un cruel destin
Sur nous sans s'arrêter frappe chaque matin,
Et qu'à tant de malheurs l'Internationale
Vient ajouter encor la guerre sociale.

Ici qu'on me permette un court moment d'arrêt:
Pour l'homme le repos eut toujours de l'attrait.
Il pose son fardeau, puis s'en faisant un siége
Il se livre un instant au démon qui l'assiége,
Le menton appuyé dans le creux de la main,
Comme s'il méditait la guerre au Philistin;
Je suis cet homme-là. Mais sur la politique
Mon cerveau malgré moi jette un coup d'œil oblique.

Or donc, je regardais ce fait prestigieux
Qui depuis soixante ans s'accomplit sous nos yeux,
La révolution, inconstante furie,
Dont la forme elle-même incessamment varie.
Indomptable protée, affreux caméléon,
Là c'est la république, ici Napoléon,
Là c'est l'invasion, ici c'est la conquête ;
Aujourd'hui c'est la gloire et demain la défaite.
Tout croule entre ses mains ; Léipsig, Vaterlo
Suivent de près Lutzen, Dresde, Bautzen, Eylau.
Sirène dont la queue et se roule et se noue
En funestes anneaux dans le sang et la boue ;
Semblable à ce portier d'Enfer qui dans ses flancs
Renferme une caverne avec des chiens hurlants.
Ah ! si la monarchie en mille ans de durée
Avait fait de la France une telle curée,
Si dans un demi-siècle elle avait vu trois fois
L'étranger dans Paris venir dicter ses lois ;
Bien plus, si dans le cœur des enfants de la France
Elle eût éteint la foi, mère de l'espérance,
La foi qui purifie et dont le saint flambeau
Ne laisse en s'éteignant que la nuit du tombeau,
La foi qui fait germer l'amour de la patrie
Et sans qui tout pâlit dans notre âme flétrie,
Quel *tolle* général, quel suprême haro
N'eût-on pas entendu contre un pareil bourreau ?

Et l'histoire, grand Dieu! si de la monarchie
Il fut sorti chez nous une telle anarchie
Et de telles horreurs, de quel mortel affront,
De quel bandeau sanglant elle eût chargé son front!
Comme elle eût retracé ses vices et ses crimes,
Comme elle eût de son cœur sondé les noirs abimes,
Comme elle eût appelé sur ce monstre odieux
Les malédictions des hommes et des dieux!
Mais silence, voici l'heure de la justice :
L'histoire trop longtemps s'est faite sa complice;
Un Tacite viendra, dont le sacré burin
Dessinera ses traits sur le marbre et l'airain ;
Les masques tomberont, et la terrible image
A nos derniers neveux passera d'âge en âge.

Mais revenons au fait : le Mont-Valérien,
De l'honneur du drapeau fidèle gardien,
Aux bataillons partis du pied de la colonne
Jette comme un obus le vieux mot de Cambronne.
Rends-toi, lui criaient-ils! Il leur envoie un non
Qui secoua les airs comme un coup de canon,
Et ces hommes qu'emporte une terreur commune
S'en viennent raconter le fait à la Commune.
Celle-ci supposait, tant elle avait de flair,
Que le fort à sa voix mettrait la crosse en l'air.

Mais aussi vivement que la boussole au pôle
La crosse quelquefois se retourne à l'épaule.
Dans la main du soldat c'est comme un prompt ressort
Que fait mouvoir l'honneur et qui lance la mort :
Pan, pan, pan ; pan ; pan, pan! Val-Fleury, Bois-Colombes,
A ce crépitement s'éloignent vos colombes,
Tandis que les corbeaux jetant leurs tristes cris
Avec les Prussiens reviennent vers Paris.
Après cinquante jours de luttes meurtrières
Dans les parcs, les couvents, les jardins, les carrières,
Les hameaux, les villas, dont les murs crénelés
N'offrent l'instant d'après que des pans écroulés,
La Commune volant de victoire en victoire,
Selon les bulletins qu'elle imprime à sa gloire,
Mais, pour parler plus vrai, cédant de toutes parts,
Comme un flot qui s'en va rentre dans les remparts :
On eût dit une louve arrachée à sa proie.
Neuilly, Château-Bécon, Asnières, Courbevoie,
Vanves, Clamart, Issy, Bagneux, Moulin-Saquet,
Châtillon, Bourg-la Reine, Arcueil, Plessis-Piquet,
L'enseigne aux trois couleurs, gage de délivrance,
Vous a déjà rendu la vie et l'espérance.
Tel, après les gros temps, sur la voûte du ciel,
De l'aurore au couchant reparaît l'arc-en-ciel.

Alors à la Commune il vient une pensée,
Comme en ont les démons, folle, horrible, insensée :
Le peuple avait déjà profané le saint lieu
Et des clubs se tenaient dans la maison de Dieu;
Des monstres féminins dans la chaire sacrée
Savouraient doucement le verre d'eau sucrée,
Puis exprimant le fiel de leur cœur irrité
Blasphémaient lâchement le Dieu de charité.
On croyait voir déjà du sang dans leur parole
Et sentir je ne sais quelle odeur de pétrole.
Or donc le comité dit de salut public
(On sait de quel salut il est le pronostic)
Songe que, réveillant une loi surannée,
Il peut comme le droit braver la destinée.
Il crie à Mac-Mahon que s'il entre à Paris
Son pied n'y foulera que cendre et que débris,
Qu'il lui faudra passer sur le corps des otages.
Des otages! qui vous en a donné, sauvages?
Lorsque, mettant un terme à leur hostilité,
Deux peuples autrefois faisaient quelque traité,
Chacun, ou tout au moins l'une des deux parties,
De sa sincérité donnait des garanties.
Est-ce là votre fait? Non, ce noble martyr
Dont l'âme à tous les maux sut toujours compatir,
Ainsi qu'un criminel au fond d'une cellule,
Le citoyen Ferré le tient sous sa férule.

Des otages, non non ; tous ces hommes de bien
Vous les avez brisés comme un faible lien :
Des droits les plus sacrés franchissant les barrières,
Vous les avez ravis à toutes les carrières,
A l'Église, à la robe, à la paix du foyer,
Pour les jeter tremblants dans les mains d'un geôlier ;
Puis, quand vous avez vu revenir les gendarmes,
Pour les assassiner vous avez pris les armes.
Ah ! les septembriseurs, avant de massacrer,
Par la forme du moins voulaient tout consacrer ;
L'ombre de jugement qui précédait le crime
A conservé la vie à plus d'une victime.
Les enfants, les amis, les parents maintes fois
Aux pleurs du condamné vinrent mêler leurs voix :
Et leurs bras à la mort ne laissant plus de place,
Les glaives s'abaissaient, les bourreaux faisaient grâce ;
La foule, comme un flot, ouvrait ses rangs épais,
Et chez lui le proscrit s'en retournait en paix.
Pour vous, vous y mettez moins de cérémonie ;
Attention ; en joue ! et l'affaire est finie.
Que dis-je, on sauve encor comme au temps de Marat ?
Pas toujours, demandez à Monseigneur Surat :
D'une vierge héroïque un bandit fut la proie ;
Aujourd'hui sous les coups d'une fille de joie,
Par un triste retour, juste, c'est toi qui meurs.
Qu'êtes-vous devenus, ô temps, ô lois, ô mœurs ?

Ainsi qu'une brebis quittant la boucherie,
Le saint vieillard fuyait; soudain une furie
L'arrête sur le seuil, le révolver au poing.
En vain il la supplie, elle ne l'entend point.
Le coup part..... il pâlit, il s'affaisse, il succombe,
Et son corps près de là va grossir l'hécatombe.

Mais n'anticipons pas sur les événements :
Avant les citoyens viennent les monuments ;
Eux aussi sont proscrits, leur splendeur importune
Blesse les sentiments de la jeune Commune.
Paris même, Paris, l'immortelle cité
Grande dans la fortune et dans l'adversité,
O forfait inouï, Paris doit disparaître
Dès que de ses remparts Versailles sera maître!
Mais celui dont l'œil sonde et les reins et les cœurs
Du crime sait aussi contenir les fureurs.
Il lui dit comme aux flots : Voici votre limite!
Et le monstre en grondant tourne dans son orbite,
Cherchant à s'élancer hors de la ligne; mais
S'en approchant toujours et ne passant jamais.

Cependant nos travaux touchent presque l'enceinte
Qui se débat en vain sous la puissante étreinte

De Meudon, de Breteuil, de Boulogne; surtout
Du Mont-Valérien, d'Issy, de Montretout.
Sous leurs affûts brisés les lourds canons s'affaissent;
Sur de nouveaux engins leurs servants les redressent.
Mais soudain les obus, les bombes, les pétards,
Drus comme des grêlons tombent de toutes parts.
Auprès du viaduc contre un pareil déluge
Les communeux troublés cherchent un prompt refuge,
Le rempart est désert. Un homme tout à coup
Aborde d'un pied sûr la porte de Saint-Cloud.
Son œil semble chercher quelque chose..... ô merveille!
Un rateau près de là dans un angle sommeille.
Il saisit l'instrument dont il brise le **T**,
Et nouant son mouchoir à l'autre extrémité
Comme on fixe un drapeau près du fer d'une lance,
Par une brèche étroite en dehors il s'élance.
La porte avait cédé sous le choc des boulets,
La chaine était brisée, et quelques chevalets
Seuls soutenaient encor deux poutres déchaussées.
Mais notre homme est piqueur dans les ponts et chaussées,
Il touche l'autre escarpe; ici nouveau danger;
Vers les cheminements du général Vergé
Tandis qu'il se dépêche en agitant le signe
Qu'il présente aux soldats en guise de consigne,
Ceux-ci craignant un piége ou quelque trahison,
Ou soit que la fumée obstruant l'horizon

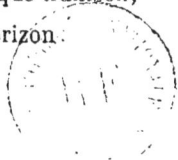

Dérobât à leurs yeux notre parlementaire,
Semblaient avoir juré de le mettre par terre.
Il s'avance pourtant, et plus d'un chassepot
Avait déjà troué les plis de son drapeau
Quand la voix du clairon, dissipant ses alarmes,
Par un prompt mouvement fit redresser les armes.
— Eh, ne tirez-donc pas, dit-il, sur un ami ;
On voit que dans ce trou vous avez mal dormi.
Mais je n'ai pas le temps de faire quarantaine,
Conduisez-moi de suite à votre capitaine.
— C'est moi, dit une voix ; mais surtout soyez bref :
Parlez, que voulez-vous ? — Le général en chef. —
Et montrant un papier : — Voilà sa signature. —
Le général Douay passait là d'aventure
Avec ses officiers, la lunette à la main.
C'est comme le rateau sur le bord du chemin :
Cela s'arrange ainsi quand Dieu veut une chose :
Tout se trouve à la place où sa bonté le pose.
— Tiens, c'est toi, Ducatel ; mais, dis-moi, citoyen,
Tu prends pour me parler un singulier moyen ?
— C'est vrai, mon général, mais je n'en ai pas d'autre.
Voilà ce qui m'amène : enfin Paris est vôtre ;
Vous n'avez qu'à marcher, les remparts sont déserts ;
A nos braves soldats les chemins sont ouverts.
Ne perdez point de temps ; mardi, demain peut-être,
Si vous n'y pénétrez, la ville a cessé d'être.

Non, Paris n'a jamais couru pareil danger :
Les fédérés vaincus jurent de se venger
Par la mine et le feu de toutes leurs défaites ;
Les fils sont attachés, les bouteilles sont prêtes,
Pour mieux dissimuler son funeste dessein
Et tout le désespoir qui lui ronge le sein,
La Commune aux abois donne à cette heure même
Au peuple souverain une fête suprème
Dans ces jardins sacrés que sa sanglante main
De ses feux dévorants inondera demain.
Comme vous le voyez, cette journée est bonne.
— Et toi, tu guideras la tête de colonne ?
— Mon général, c'est bien ainsi que je l'entends ;
Trois heures vont sonner, marchons, il n'est que temps. —

Les ordres sont donnés ; deux vieilles compagnies,
Sans clairons ni tambours, déjà sont réunies,
Et, prenant le chemin de la porte Saint-Cloud,
Comme un long peloton, marchent à pas de loup.
Sur l'escarpe un sapeur jette une étroite planche.
— Quel joli pont ! dit l'un. — C'est aujourd'hui dimanche.
Répond un camarade, on fera mieux demain ;
Eh, ne faudrait-il pas qu'on te donnât la main ? —
Mais le plus difficile est de passer la brèche.
— Le maréchal devrait venir dans sa calèche. —

— Cela n'est pas pour nous, c'est pour un angora,
Je veux voir le major passer ce trou de rat. —
Et tout en devisant de la sorte à voix basse
Nos braves un par un pénètrent dans la place.
Avec des gabions, des planches, des débris
Entassés devant eux, ils se font des abris.
Tout à coup une voix jette le cri d'alarmes :
Aux armes ! Et l'écho vingt fois répète, Aux armes !
De Grenelle à Passy les fédérés épars
Vers le point menacé volent de toutes parts ;
D'autres dans les maisons montent jusqu'aux gouttières
Et sur les Versaillais braquent leurs tabatières.
Partout le feu s'allume et son pétillement
Au cœur de la cité jette l'étonnement.
Deux cents hommes sont là debout contre une armée ;
On les distingue à peine au sein de la fumée
Qui comme un voile épais se répand autour d'eux
Et que de leurs fusils percent les mille feux.
Appelée au secours, la garde de tranchée
Quitte l'étroit chemin qui la tenait cachée ;
A ce rude combat fière de concourir,
Comme on part pour la noce elle s'en va mourir.
Enfin quelques mortiers de quinze centimètres
A bras sont apportés de plus de deux cents mètres ;
Tandis que le génie applique son talent
A construire en une heure à peine un pont volant,

Et que le corps entier, pour compléter la fête,
Marchant à travers bois, montre déjà la tête.
L'armée est dans les murs ! Soudain ce cri fatal
Comme la foudre éclate au sein du festival.
La Commune à son tour sur sa base chancelle ;
Mais il faut qu'en tombant tout périsse avec elle.
Aux mains de nos soldats ne pouvant l'arracher,
Elle veut que Paris lui serve de bûcher.
Laissons-la promener la flamme dans la ville,
Ajouter l'incendie à la guerre civile,
Presser à la lueur de nos palais brûlants,
De nos maisons en feu, ses soldats chancelants ;
Laissons-la couronner son œuvre détestable
Et nous montrer ainsi de quoi l'homme est capable
Quand, ayant chassé Dieu des lois et des esprits,
On ne lui laisse plus que ses seuls appétits.
Ah, si du moins ces faits de sanglante mémoire
Devaient être pour nous une leçon d'histoire ;
Si le peuple français, intelligent et fin,
C'est Boileau qui le dit, pouvait comprendre enfin
Qu'à côté de ses droits il est des lois sublimes
Qu'on ne peut violer sans courir aux abîmes,
Éternel châtiment des révolutions ;
Que l'autorité même a ses conditions
Sans lesquelles toujours le pouvoir est fragile ;
Qu'il faut à tout foyer rappeler l'Évangile ;

Si, dis-je, renonçant à nous payer de mots,
Nous voulions voir enfin la cause de nos maux,
Comme un héros tombé tout à coup dans la lutte
Et qui, reconnaissant le sujet de sa chute,
Se relève plus fort sur le sol raffermi
Et terrasse à son tour son heureux ennemi,
On verrait s'échapper de son lit de souffrance
Ce soldat généreux qui s'appelle la France,
Et sur le Rhin conquis son noble bouclier
A notre vieux blason joindre un nouveau laurier.

C. DROUAULT,

Auteur d'Hypathia.

PARIS. — IMP. ADRIEN LE CLERE, RUE CASSETTE, 29.

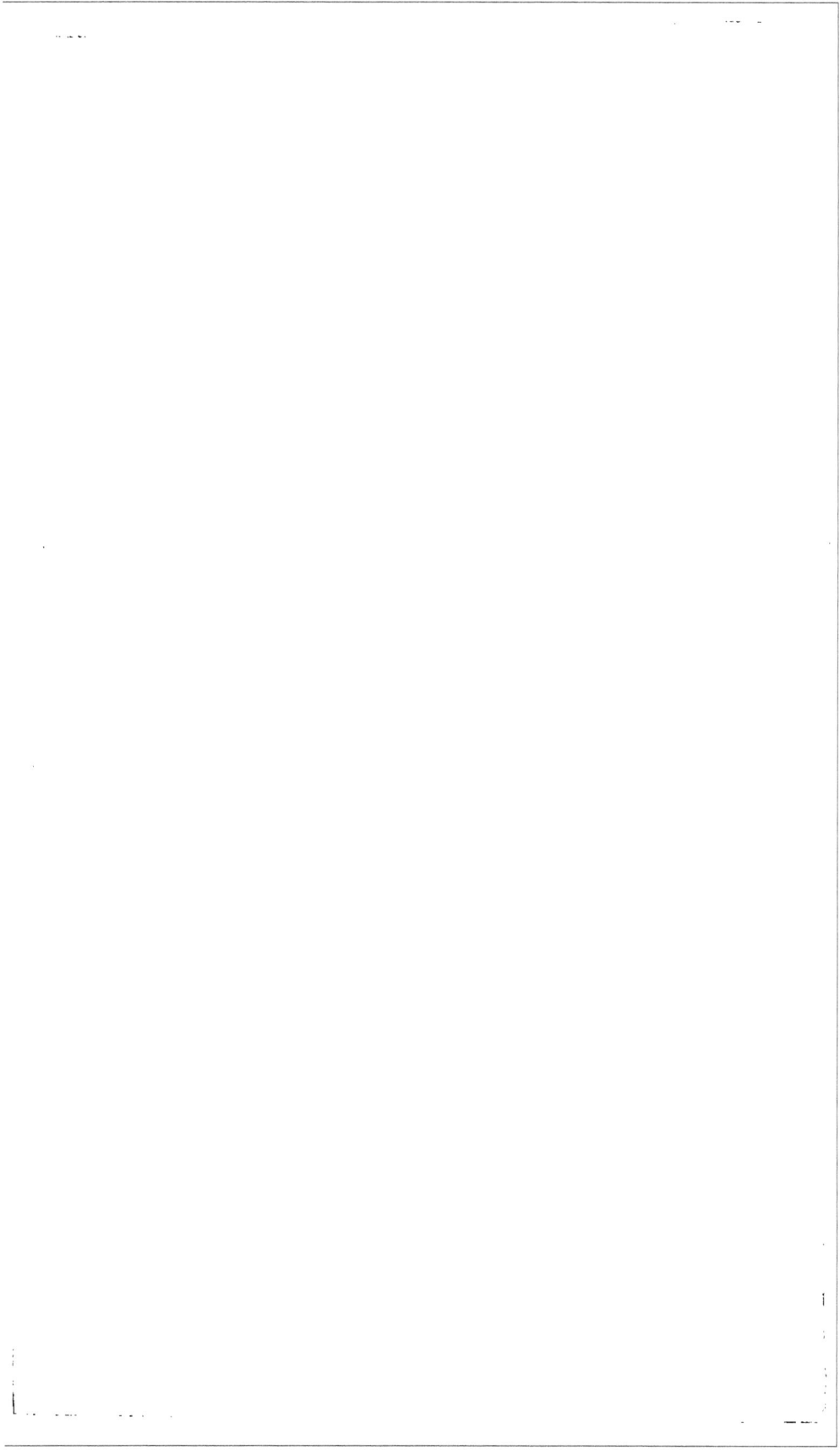

www.ingramcontent.com/pod-product-compliance
Lightning Source LLC
Chambersburg PA
CBHW070212200326
41520CB00018B/5602